Dumont :

IMPRIMERIE DE E. DUVERGER,

RUE DE VERNEUIL, n° 4.

DE
LA FOLIE.

Par A. DUMONT,

Docteur-Médecin.

PREMIER MÉMOIRE.

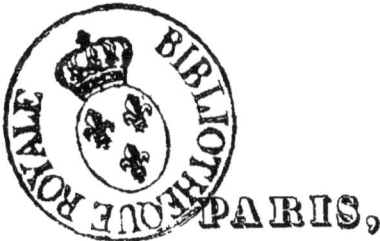

PARIS,

BOISTE FILS AINÉ, LIBRAIRE,

RUE DE SORBONNE, N° 12.

1828

DE ce qu'il existe des esprits sains et des esprits qui ne le sont pas, bien qu'engagés les uns et les autres dans la même suite d'événemens, et par conséquent, bien qu'affectés de la même manière, il s'ensuit qu'il existe, entre les organisations, des différences fondamentales.

Les différences ou les conditions intérieures, en vertu desquelles la folie s'établit, sont, les unes liées aux conditions primitives de l'organisation, les autres à des altérations contingentes ou éventuelles. Ces dernières pourraient être jusqu'à un certain point considérées comme originelles, et conséquemment rentrer dans la classe des premières. Cependant il est visible, par le fait même, qu'il a fallu pour les déterminer l'intervention d'un cas fortuit, c'est-à-dire, d'un cas qui pouvait arriver ou ne point arriver.

Il résulterait de là que les organisations humaines pourraient être rangées en trois catégories :

La première, qui contient le plus petit nombre, comprendrait les organisations assez solides, assez fermes pour ne jamais permettre la moindre perturbation intellectuelle. Telle était celle de Socrate.

La dernière, où l'on compterait un plus grand

nombre d'individus, comprendrait toutes les organisations qui, dès le principe, sont presque absolument inhabiles aux fonctions de l'intelligence.

La moyenne, enfin, qui est innombrable, comprendrait les organisations assez peu parfaites pour fléchir sous l'action de telles ou telles causes perturbatrices, les unes graves, les autres légères ; organisations assez vigoureuses néanmoins pour pouvoir arriver sans trouble jusqu'à l'extrémité de leur carrière. Cette catégorie forme le gros de l'espéce humaine.

On conçoit, en effet, que cette classe moyenne placée dans un cours d'événemens très variables, et accessible à des influences très diverses, les unes physiques, les autres morales, peut en recevoir les modifications les plus extraordinaires, et flotter sans cesse entre les deux extrêmes de l'intelligence, une raison sublime, et une folie complète.

Toutefois, et puisqu'il s'agit ici de la folie, avant d'établir en quoi celle-ci diffère de la raison, je vais tâcher de bien fixer les idées sur le sens qu'on doit attacher au mot de vie, et à quelques-uns des phénomènes qui en dépendent. Ce point éclairci, probablement saisirai-je mieux d'où je pars et où je dois aller : et en mesurant ainsi avec plus de justesse la route que je me propose de parcourir, peut-être ma marche sera-t-elle plus sûre, plus facile et plus prompte.

DE LA VIE,

ET DE QUELQUES PHÉNOMÈNES QUI EN DÉPENDENT.

———————

La vie est la faculté de produire spontanément certaines actions déterminées.

Toute action emportant avec elle l'idée de mouvement suppose des organes propres à l'exécuter, c'est-à-dire des instrumens matériels arrangés d'une certaine façon, et actuellement pénétrés des forces nécessaires à cette action. Ceci posé, il est clair que par être vivant on doit entendre tout ensemble ordonné d'organes ou d'instrumens mis en mouvement par des forces purement intérieures et spontanées, et par conséquent capables par eux-mêmes de ces actions tellement propres aux animaux qu'eux seuls ont le privilége de les produire.

Dans les classes les plus élevées, chez l'homme surtout, les organes sont très multipliés et très divers; d'où il suit que les actions qui leur sont départies sont elles-mêmes très diverses et très multipliées.

Or, en examinant la nature et le but de ces actions, on aperçoit bientôt qu'elles se rapportent à deux fins principales : par les unes, l'homme se décompose sans

cesse, et cela, par l'effet des mouvemens mêmes dont il est pénétré. Il est, de fait, impossible à une machine qui se meut de ne point se détruire. Non-seulement chacun de nous n'a reçu qu'une existence très limitée, mais encore dans la courte durée qui lui est dévolue, l'organisation qui nous est propre n'est jamais dans un état permanent. Sans cesse variant dans sa mixtion, et passant incessamment par une suite d'états très divers, la matière qui nous compose arrive facilement à un état tel qu'elle ne peut plus vivre : il faut qu'elle soit excrétée. Par les autres, il se recompose et se reconstruit sans cesse, et cela encore, par l'effet des mêmes mouvemens ; de sorte que par la plus étrange des contradictions, on dirait que l'homme ne se détruit que parce qu'il se conserve, et qu'il ne se conserve que parce qu'il se détruit.

Si les mouvemens de décomposition étaient seuls, l'homme cesserait bientôt de les produire, c'est-à-dire de vivre ; si les mouvemens de composition étaient seuls, ceux-ci seraient sans principe et sans but. Deux sortes de mouvemens qui se supposent donc mutuellement, et se rendent nécessaires l'un par l'autre. Ainsi, toute la vie de l'homme se compose de réparations qui succèdent à des pertes, et de perte qui succèdent à des réparations, jusqu'à ce que la réparation devenant impossible, et la perte emportant pour jamais la balance, tout se termine par l'anéantissement absolu du sentiment et du mouvement. D'où il suit que semblable à ce

génie des *Mille et une Nuits* que Salomon tenait ren-
fermé dans un vase d'airain, l'homme pris dans ce
qu'il a de matériel, n'est qu'un assemblage de va-
peurs qui se condensent pour vivre un moment d'une
vie commune, et bientôt s'évanouissent comme une
vaine fumée.

Ainsi, tout est action et réaction, même dans la
nature morte, à plus forte raison parmi les hommes;
comme aussi dans la société tout repose sur les droits
et sur les devoirs. Donner l'équivalent de ce qu'on
reçoit, voilà le devoir; recevoir l'équivalent de ce
qu'on donne, voilà le droit. L'équilibre entre ces
choses, voilà la justice, ou l'ordre, comme l'appelle
Aristote. L'utilité est ici la mesure commune, car la
justice n'est que l'équilibre des utilités[1].

Quant au principe qui produit et entretient tous
ces mouvemens, il est absolument inconnu dans son
essence. Réside-t-il dans un être particulier et di-
stinct? ou bien n'est-il qu'un résultat de la nature et
de l'arrangement de la matière animale? Deux ques-
tions à jamais insolubles. Ce qu'on sait, c'est que
nos parties, en tant que vivantes, sont actuellement
pénétrées d'une infinité de mouvemens; que ceux-ci
ne sont point communiqués par la voie ordinaire de
la mécanique et de l'impulsion; qu'ils sont inhérens
à nos parties; absolument spontanés; que leur cause,
quelle qu'elle soit, est nécessairement intérieure;

(1) Galiani.

qu'elle doit tenir à une condition qui, bien que se-
crète, n'en est pas moins réelle, et qui, par cette
réalité même, autorise suffisamment le médecin vrai-
ment philosophe à admettre dans l'ensemble de nos
parties des propriétés particulières, lesquelles portent
le nom de propriétés vitales.

Ces propriétés, exclusivement affectées aux êtres
animés, sont l'unique source de toutes les actions
intérieures et extérieures qu'ils exécutent pour se
conserver.

Du reste, toutes ces actions, quelque nombreuses, quelque compliquées qu'elles soient, peuvent
cependant se réduire à deux modes principaux: sentir et se mouvoir. D'où il suit que l'on a cru devoir
réduire à deux les principes d'actions dont nous
sommes pénétrés, et que nous avons appelés propriétés vitales: sensibilité et motilité ; et comme nos
organes sont très différens entre eux par leur composition, par leur forme et par leur volume, il en
résulte qu'ils se meuvent et sentent chacun à sa manière, et c'est par cette différence qu'on en peut
distinguer les actes qu'ils exécutent et auxquels on
a donné le nom de fonctions.

D'un autre côté le mot de fonction s'entend non-
seulement d'un organe, mais encore de l'action de
plusieurs organes, lesquels, bien que différens les
uns des autres, concourent néanmoins à un même
but: telles sont, par exemple, les fonctions digesti-

ves. C'est dans ce sens collectif qu'on dit encore les fonctions de la vie, pour indiquer d'un seul mot la totalité de nos actions.

Encore un coup, à quoi tient cette aptitude de sentir? A quoi tient cette faculté de se mouvoir? Cette double condition tient à une cause absolument inconnue ; mais, je le répète, cette cause n'en est pas moins réelle, et quelque opinion qu'on embrasse sur la nature de l'homme, on sera toujours autorisé à admettre en lui des forces sensitives et des forces motrices. Ces deux ordres de forces sont-ils indépendans l'un de l'autre? l'homme peut-il sentir sans se mouvoir? peut-il se mouvoir sans sentir?

A priori, et par la liaison indissoluble qui existe entre nos idées, on ne saurait admettre qu'il y ait sentiment sans mouvement, ni mouvement sans sentiment. Sentir suppose un effet ou changement; tout changement suppose un ébranlement, et par conséquent une vibration nouvelle quelconque entre les parties. D'un autre côté, tout mouvement suppose un stimulant, et il ne saurait y avoir de stimulant là où il n'y a point de sensibilité.

A posteriori, c'est-à-dire par le résultat que donne l'expérience ou le fait, il est clair qu'on ne saurait trouver dans tout le cours de la vie d'un homme un seul instant, fût-il aussi rapide que l'éclair, où il n'y ait dans cet homme sentiment et mouvement à la fois. Le seul mouvement circulatoire, dont la suppression n'est jamais absolue, entraîne après lui une foule de mouvemens d'oscillations dont les parties vivantes sont pénétrées dans tous les points. J'ajoute au mouvement circulatoire ceux de la respiration, qui sont étendus bien au-delà des limites des poumons.

Les forces sensitives et motrices résident dans la pleine masse des solides. Or, comme on l'a déjà vu, par l'exercice même de ces forces, les solides se décomposent sans cesse; une partie de leurs débris se dissipe au dehors et est entièrement perdue. Cette perte exige une réparation; et celle-ci ne peut se faire que par des matériaux empruntés du dehors. Il ne s'agit point ici de s'arrêter à l'étude de ces matériaux, ce qui nous importe, c'est que pour servir à réparer nos pertes, et pour se transformer en nous-mêmes, ces substances étrangères ont besoin d'être travaillées par les solides.

Or, ce travail pour recevoir toute sa perfection, c'est-à-dire, pour assurer le maintien de la vie, ou la plus grande longévité possible, suppose trois choses :

1° Que les forces sensitives soient dans tel état plutôt que dans tel autre ;

2° Que les forces motrices soient dans tel état plutôt que dans tel autre ;

3° Que les matériaux de réparation aient telle qualité plutôt que telle autre.

Cet état de perfection ne saurait se décrire, si ce n'est d'une manière très générale et très incomplète. D'un autre côté, un pareil état, s'il existait jamais,

serait souverainement instable, puisque les moindres
influences extérieures du froid, du chaud, les moindres affections morales suffisent pour altérer :

1° L'énergie des forces sensitives et motrices ;

2° La composition des solides et même des liquides, qui ne sont que nos solides dans leur premier
état.

De ce peu de paroles on conçoit la possibilité
d'établir quatre ordres de maladies, lesquelles com-
prendraient les lésions des forces sensitives, celles
des forces motrices, celles des solides et des liquides, et les lésions simultanées de plusieurs de ces
forces, ou de toutes, lesquelles constituent les maladies mixtes.

Ces dernières maladies sont aussi les plus nombreuses, sans comparaison, à cause de l'étroite dé-
pendance où sont entre elles toutes les forces de
l'économie ; après quoi viendraient, pour compléter
notre ordre nosologique, les lésions que l'on pourrait appeler mécaniques ou chirurgicales, telles que
les fractures, les luxations, etc. Ajoutons que souvent une maladie chirurgicale produit une lésion
vitale, et réciproquement.

Occupons-nous des maladies qui intéressent les
forces sensitives ; et pour nous bien conduire dans
l'étude de ces maladies, arrêtons bien nos idées sur
ce qu'il y a de moral et d'intellectuel dans l'homme.

Il est démontré par la physiologie que le principe
des forces sensitives et probablement encore des

forces motrices, réside dans le système nerveux. Ce système présente deux compartimens bien distincts, des centres et des prolongemens appelés nerfs. Les centres sont reçus dans des boîtes et dans des cavités osseuses qui les protégent, et c'est par les prolongemens que les centres sont en communication directe avec toutes les parties de l'organisation.

Il est encore démontré que le système nerveux n'est vivant, c'est-à-dire, n'est pénétré de l'énergie nécessaire pour développer les forces sensitives et les forces motrices, qu'autant qu'il est actuellement pénétré par du sang dans tous ses points. Le sang soustrait, l'activité du système nerveux s'arrête presque de suite; le sang rendu, la vie se ranime. Que se passe-t-il là? on l'ignore.

Quant aux liquides vivans, ou pour mieux dire, propres à entretenir la vie, il est bien probable qu'ils doivent cette propriété à l'influence du système nerveux; et c'est ce que sembleraient démontrer les étranges altérations que contractent les liqueurs animales par l'effet d'une passion. La colère donne au sang des qualités mauvaises; elle en augmente le volume, et en altère les qualités intérieures; la tristesse diminue le volume des liqueurs; la joie, au contraire, et surtout l'amour épanouit les solides et les liquides, et leur imprime des qualités amies et conservatrices: d'où il suit qu'on aime de tout soi, comme on hait de tout soi.

On conçoit du reste que les qualités du sang et

celles du système nerveux étant capables de beaucoup de variétés, il n'est des deux parts qu'une
seule de ces variétés qui soit éminemment favorable
au développement et au jeu des forces sensitives et
des forces motrices.

Voici, au demeurant, ce que l'on croit savoir sur les
rôles affectés aux centres et aux prolongemens nerveux.

Toutes les parties de l'organisation recevant de la
substance nerveuse, une substance que leur appor-
tent les nerfs qui leur appartiennent, il s'ensuit
qu'elles participent toutes aux propriétés du système
nerveux, et que par conséquent elles sont toutes
sensibles.

Comment s'exerce cette sensibilité?

Toutes les fois qu'une surface de nous-mêmes est
mise en contact avec une substance quelle qu'elle
soit, il y a ce qu'on appelle impression. Par un mé-
canisme qui nous est absolument inconnu, cette impression produit dans la partie un changement qui
se propage jusqu'au centre nerveux, et spécialement
jusqu'à l'encéphale ou le cerveau. Là, ce changement
est aperçu, et c'est cette perception qui constitue la
sensation. Si l'impression reste dans le nerf, sans arriver au cerveau, ou si elle y arrive sans que le cerveau
l'aperçoive, l'impression est sans aucun résultat : c'est
au moment où le cerveau la ressent, la perçoit, conséquemment, c'est au moment où il y a perception,
que l'impression se convertit en sensation. La per-

ception est un acte dont la sensation est le produit :
et ce produit, ce changement de nous-mêmes, présente à la fois deux caractères : l'un constant, d'être
désormais en nous un objet de souvenir, de connaissance ou d'idée ; l'autre éventuel, d'être affectif,
c'est-à-dire de développer en nous du plaisir ou de
la douleur, et de devenir ainsi pour nous un objet
d'amour ou de haine. Ce que je dis d'une seule sensation, doit s'entendre de toutes : c'est uniquement
de là que nous tirons la connaissance des propriétés
des êtres ou de leurs rapports, soit entre eux, soit
avec nous-mêmes, tous points capitaux contre lesquels tout le fatras de l'école allemande ne pré-
vaudra jamais.

Les parties qui nous composent éprouvent toutes
et toujours des contacts : ces parties sont intérieures
ou extérieures. Les parties intérieures présentent
une infinité de surfaces, telles que toutes les cavités du système digestif, les cavités des vaisseaux soit
sanguins, soit lymphatiques, celles dont sont percés
les organes sécréteurs et excréteurs : toutes ces surfaces reçoivent perpétuellement des attouchemens
qui présentent les caractères suivans :

1° Ils sont excessivement nombreux.
2° En général très homogènes,
3° Éminemment habituels,
4° Tous simultanés.

Il en résulte autant d'impressions qui participent
à ces mêmes caractères, et c'est à cause de leur

nombre, de leur simultanéité, de leur perpétuelle
succession, et surtout de leur coexistence actuelle
qui les confond toutes entre elles, que le cerveau
ne saurait les apercevoir l'une hors de l'autre, '
l'une après l'autre, l'une sans l'autre. Il ne peut donc
pas les discerner, les séparer, les comparer; en
d'autres termes, il n'en peut saisir les rapports; elles
n'ont donc rien d'intellectuel.

Comment donc le cerveau les aperçoit-il? il n'en
perçoit que la résultante, la somme, la masse; et
cette résultante constitue un état, le sentiment du
moi absolu, et de la manière dont on existe. C'est
une joie ou une peine, une alacrité ou une fatigue.
L'homme n'est que cela. Tous modes d'exister auxquels participe le cerveau.

Toutefois, cette énergie cérébrale varie, parce
que les impressions intérieures varient aussi elles-
mêmes. Chez un sujet plutôt que chez tel autre,
les impressions intérieures étant vives, le cerveau
qui en reçoit la résultante y puise une plus grande
énergie.

Le point le plus essentiel à noter ici, c'est que
cette résultante n'a rien d'intellectuel; elle est toute
affective; elle ne devient un objet de connaissances
que plus tard, lorsque nous pouvons la comparer
avec les autres matériaux de la sensibilité: cette rés-
sultante est le véritable fondement de ce qu'il y a
de moral (par moral j'entends les impulsions à agir,
quelle qu'en soit la cause), d'inné ou d'instinctif

dans l'homme : c'est la source de ses premières dé-
terminations irréfléchies : et de même que ces impressions intérieures sont la source des talens les plus
heureux, ils sont aussi la source des penchans les
plus redoutables. Le tigre qui déchire pour déchi-
rer, cède à ces impressions-là. Ce sont elles qui
subjuguent l'intelligence, et qui en emploient toutes
les ressources à l'exécution de l'acte vers lequel
elles entraînent l'homme : il passe sa vie entre ces
deux impressions, se faisant une arme de celle-ci
pour combattre celle-là, et de celle-là pour combattre celle-ci.

Les surfaces extérieures à leur tour reçoivent des
attouchemens; mais les impressions qui en résultent
présentent des caractères tout-à-fait autres.

1° Elles ne sont point constantes : (car en général
elles sont suspendues pendant la nuit);

2° Elles sont infiniment moins habituelles;

3° Elles ne sont pas uniformes (celles de l'œil ne
sont point celles de l'oreille);

4° Elles ne sont pas simultanées;

5° Elles sont moins nombreuses, etc.

Or, de ce qu'elles sont plus variées entre elles,
il s'ensuit que le cerveau les perçoit l'une hors de
l'autre, l'une sans l'autre, l'une après l'autre; qu'il
les distingue, qu'il aperçoit que celle-ci n'est point
celle-là, qu'il saisit leurs rapports, qu'il les juge, et
que par conséquent il peut bien leur imposer des
noms.

Les sensations du dehors sont donc éminemment
intellectuelles ; ajoutons qu'elles ressemblent aux
sensations du dedans parce qu'elles sont également
affectives, en ce sens qu'elles sont toujours accompagnées de plaisir ou de douleur.

Voilà donc l'énergie cérébrale créée, ou plutôt
expliquée, et par elle la source de l'instinct ; voilà
donc la source de l'intelligence découverte. Nos affections naissent également de l'une et de l'autre :
nous verrons plus tard que d'autres affections naissent de nos opérations intellectuelles.

Si les sensations intérieures sont plus spécialement instinctives, et l'on verra pourquoi tout à
l'heure, il n'en faut pas conclure qu'elles ne puissent
fournir des matériaux à l'intelligence. C'est en effet
à cet ordre de sensations qu'appartiennent

1° Les sentimens de faim, de soif, de satiété, de
fatigue, du besoin de sommeil, du sentiment d'activité qui succède au réveil ;

2° L'ordre quelconque de succession qui s'établit naturellement entre ces sensations diverses ;

3° Les sentimens de plaisir ou de douleur qui les
accompagnent.

D'où l'on voit que beaucoup d'idées distinctes
peuvent naître de là, et fournir des élémens à beaucoup de jugemens. En un mot, tout un système intellectuel peut sortir de là. Au reste, il est aisé de
voir que toutes ces idées ne peuvent jamais être re-

vêtues d'images, parce qu'elles n'ont point de mo-
dèles extérieurs.

D'un autre côté, je le répète, parmi les sensations extérieures, il en est qui ont une similitude
parfaite avec les intérieures. Le bras nu plongé dans
l'air ou dans l'eau, reçoit de la part de ces deux
corps des impressions très réelles et très nombreuses,
mais à cause de leur nombre, de leur simultanéité
et de leur extrême uniformité, elles ne sont pas
aperçues l'une hors de l'autre; le cerveau n'en reçoit
que l'ensemble ou la résultante, encore dans une
infinité de cas, la sensation qu'il s'en forme est-elle
si parfaitement indescriptible qu'elle échappe à la
conscience. Du reste, si l'idée de temps peut résulter
des sensations intérieures, l'idée d'espace résulte des
extérieures, et l'on sait que ces deux notions sont
liées aux autres. Je m'explique :

Nos sensations, comme je l'ai déjà dit, seuls matériaux de souvenirs ou d'idées, car c'est tout un,
sont suscitées en nous, dans l'origine ou simultané-
ment ou par succession; et ces rapports de succession ou de simultanéité sont comme des sensations
de plus qui les accompagnent et que nous finissons
par apercevoir plus tôt ou plus tard. Voilà pour
l'idée de temps ou de durée; d'un autre côté, l'idée
de lieu ou d'espace nous est suggérée par la résistance
qu'opposent les corps à nos mouvemens sentis et
voulus; d'où il suit que l'idée de résistance, ou ce

qui revient au même, l'idée de lieu ou d'espace occupé, se joint à toutes celles que suscitent en nous
les objets qui nous environnent. Il en est de même, à
plus forte raison, de l'idée d'existence, dans laquelle
nous comprenons et le moi et tout ce qui lui est
étranger. Voilà donc des idées si étroitement associées à toutes les autres et si habituelles, que nous les
mêlons à tout sans en avoir une connaissance actuelle
et réfléchie, et les choses sont tellement disposées
dans nous et hors de nous, que non-seulement nous
n'avons pas, mais qu'encore nous ne pouvons pas
imaginer la possibilité de faire autrement ; en d'autres
termes, nous n'avons aucun moyen de rien concevoir sans y attacher les idées de lieu et d'espace.
Que le temps ou l'espace soient, selon Kant, des
modes ou des formes de notre entendement, toujours est-il que si je ne puis dire ce qu'est le temps
pris en lui-même et considéré hors de nous; si
j'hésite à déclarer avec Newton que la durée soit
quelque chose de réel, du moins puis-je affirmer
que l'espace subsiste par lui-même et indépendamment de notre entendement, que, par conséquent, il n'en est point une forme, il n'en est
point un mode ou un attribut. A quoi j'ajouterai
que l'idée de forme, dont se sert Kant, ne convient
nullement à tout ce qui est purement intellectuel.
Mais je poursuis.

Le moi absolu résulte des sensations intérieures,
le moi comparé des sensations du dehors. Enfin, les

sensations du dedans étant peu nombreuses, mais surtout affectives, constituent par cela même des volontés instinctives, c'est-à-dire, des impulsions à agir, qui ne sont pas raisonnées ou associées à aucun acte de l'esprit, voilà pourquoi elles sont plus morales qu'intellectuelles. Le contraire a lieu pour les volontés qui naissent du dehors, qui sont plus intellectuelles que morales.

EXPOSITION SUCCINCTE

J'APPELLE principes les actes les plus simples de l'esprit.

Avant d'agir, l'esprit doit être : or il existe. Il présente des états en vertu des sensations intérieures, tandis qu'il agit plus spécialement sur et avec les sensations du dehors.

L'homme sent, se souvient, juge, veut et agit.

1° La sensation en tant que simple, soit intérieure, soit extérieure, est indescriptible.

La notion d'un corps se réduit pour nous à deux choses :

1° Dans le plus grand nombre des cas, à une collection de sensations simultanées, ou données ensemble ;

2° A un jugement qu'il existe quelque chose qui les réunit, qui en est le foyer, le lien, le centre commun.

Exemple : jaune, poli, brillant, dur, sonore, ductile, fusible, inodore, égalent or.

Dans ce langage comme dans l'esprit, le mot ou l'idée d'or est le lien commun de toutes les sensations ci-dessus détaillées ; de même que hors de nous, l'être, quel qu'il soit, qui nous les donne, réunit en lui les conditions propres à les produire. Il résulte de là que nos connaissances sur les corps se réduisent à l'expression de leurs rapports avec nous-mêmes, mais nous ne savons rien de leur essence.

2° La permanence qui se fait en nous des sensations que nous avons déjà éprouvées, et qui est telle que la sensation subsiste sans être aperçue, est ce qu'on appelle souvenir.

Ainsi, le souvenir ne serait pas exactement la mémoire, et, considéré dans le sens le plus général, le souvenir ne serait que l'ensemble, la collection de toutes nos idées, lesquelles reposent actuellement en nous, y reposent en réalité, sans parler à notre conscience, ou sans être actuellement aperçues par notre esprit. Merveille incompréhensible, mais réelle. La mémoire consiste dans la reproduction volontaire de ces idées, de ces souvenirs. La volonté les cherche, les appelle, les prend par la main ; elles viennent, elles se montrent à l'esprit qui les reconnaît pour siennes ; car c'est là le jugement qu'il leur imprime comme une marque extérieure pour les constituer ; jugement si habituel que nous ne le sentons même pas. Ce n'est que quand il n'accompagne pas une idée que nous l'apercevons, ou plutôt, que nous sentons son absence. Il faut, pour ainsi dire, qu'il ne se montre pas pour que nous le voyions. Ainsi donc, le souvenir est la somme de toutes nos idées acquises, tranquilles, silencieuses, que nous ne sentons pas, et la mémoire est l'application de la volonté à la reproduction de ces mêmes idées qui nous parlent, que nous sentons, que nous voyons.

Il arrive souvent que cette reproduction se fait sans la participation de la volonté. De là ces souvenirs importuns d'images, de sons, de saveurs, d'odeurs dont on cherche vainement à se délivrer. C'est presque là un état maladif, et pour peu que cette reproduction ait, d'un côté de la persistance, de l'autre, de l'incohérence, si peu qu'elle manque de connexion avec les objets du dehors, il en résulte de véritables hallucinations. Ces hallucinations peuvent être accompagnées de deux espèces de jugemens ; le premier, que la sensation reproduite l'est sans cause extérieure : dans ce cas, le sujet affecté est à moitié sain, à moitié malade : il pèche de l'œil ou de l'oreille, mais il marche bien du cerveau : le second, c'est que la sensation reproduite est rapportée à une cause extérieure qui n'existe pas. Ici, la maladie est double ; il y a fausse sensation et faux jugement. Dans ce dernier cas, le plus souvent le malade porte le jugement en question sans y songer, et il agit en conséquence ; il se laisse emporter à l'idée reproduite, et quelquefois il s'accommode mal des remarques qu'on lui fait sur cette erreur de jugement.

Quant à la liaison, à la durée, à l'inaltérabilité des souvenirs, je me bornerai à ces seules propositions.

Il y a des souvenirs d'une ténacité très grande, et, pour ne point parler de ceux des sens, tels que la vue et l'ouïe, dont les souvenirs sont très persistans, ceux qui se maintiennent avec le plus d'énergie sont ceux qui sont liés à des sentimens. Tels sont les souvenirs d'un bienfait, tels sont ceux d'une injure. Les sentimens qui s'attachent à ces souvenirs font les hommes reconnaissans et les hommes vindicatifs; et les volontés qui naissent de ces mêmes sentimens conduisent à des actions qui participent au même caractère.

La liaison des souvenirs est le grand principe de la liaison des idées; elle est la source de la conscience absolue et de la conscience réfléchie.

La certitude qu'une chose vue s'efface complétement, et qu'elle se représente comme neuve, bien qu'on ait la preuve qu'on l'ait déjà vue, constitue l'inaltérabilité des souvenirs.

Les souvenirs survivent au renouvellement sans cesse continu de nous-mêmes.

3° Il y a jugement, toutes les fois que deux sensations, ou deux souvenirs, ou deux idées, ou une sensation et un souvenir, ou un souvenir et une idée, en un mot, toutes les fois que deux termes étant actuellement présens à l'esprit, l'esprit voit que l'un n'est pas l'autre, que l'un diffère de l'autre, soit en grandeur, soit en volume, soit en éclat, s'il y a des couleurs, en saveur, s'il y a du goût. D'une autre façon, il y a jugement, toutes les fois que l'esprit saisit des rapports de ressemblance ou de différence entre deux ou plusieurs termes.

La perception de ces rapports est une nouvelle source d'idées, qu'on appelle idées de relation. Ces idées de relation une fois faites par l'entendement, peuvent devenir elles-mêmes des objets de jugemens; et c'est alors que nous passons à un ordre plus élevé de jugemens, par lesquels, opérant sur les idées de relation, et saisissant les rapports, quels qu'ils soient, qu'elles ont entre elles, nous saisissons des rapports de rapports. Vérité, utilité, sont deux idées de rapport. Si je cherche les rapports qui existent entre vérité et utilité, j'obtiendrai un rapport de rapport, je découvrirai que la vérité est utile dans certains cas, et peut être dangereuse dans d'autres.

Nous avons des idées simples, des idées composées, des idées particulières, des idées générales. D'où l'on peut voir tout de suite que nos jugemens doivent varier suivant la qualité des idées que nous comparons, et que nos jugemens peuvent être vrais ou faux, selon que ces idées seront bien ou mal déterminées. D'un autre côté, nos idées n'ont été distribuées en différentes classes qu'en vertu de jugemens qu'on pourrait appeler spéciaux. Une idée n'est déclarée vraie que lorsqu'un jugement l'a statué ainsi; comme si nous étions sans cesse en présence d'un tribunal; ou bien tout de même lorsqu'une idée est déclarée fausse; ce qui voudrait dire

que de premiers jugemens étant portés, c'est sur le
résultat de ceux-là que portent les jugemens ultérieurs. Il serait aisé de démontrer que le jugement
est une des opérations primitives de l'esprit, et
qu'il s'exerce au moment même où nous recevons
les sensations les plus simples. Il y a plus, distinguer
la sensation *A* de la sensation *B*, c'est juger. Donc,
nous ne sentons distinctement qu'en jugeant; donc,
les opérations de notre esprit sont simultanées ou
presque simultanées, bien que distinctes. Avoir froid,
avoir chaud, c'est avoir deux sensations; sentir que
l'un n'est pas l'autre, c'est juger ; tout cela va ensemble, et dès le principe.

Porter une suite de jugemens, c'est raisonner.

Porter un jugement vrai ou faux, c'est raisonner
ou déraisonner.

L'idée de raison est une idée de rapport. Pour
savoir si un homme a raison, que faut-il faire ? Comparer ce qu'il dit avec ce qui est, et s'il y a conformité il a raison ; s'il n'y a pas conformité il y a déraison. Mais la conformité est une, le contraire est
multiple. En d'autres termes, il n'y a qu'une manière d'avoir raison, et mille de ne l'avoir pas.

La déraison comprend différens degrés, dont deux
principaux. Le premier est de penser autrement
que ne sont les choses. Le second est de penser
diamétralement le contraire. Dans le premier cas, il
y a simplement erreur, quand, par exemple, on
attribue un effet à une cause qui n'est pas la sienne.

Dans le second, il y a contradiction, absurdité. Le mot absurde veut non-seulement dire sans ordre, mais hors de l'ordre.

Raison et vérité sont deux choses similaires ; car qui dit vérité, dit conformité entre un fait et l'énoncé du fait. Cette conformité ne diffère pas de celle qui constitue la raison ; seulement, dans la raison, vous comparez les idées elles-mêmes avec les faits, et dans la vérité, vous comparez l'énoncé du fait avec le fait ; toutes choses très voisines.

Ce qu'on appelle conscience est cet état intellectuel et moral tout ensemble qui s'est formé en nous par la longue habitude de juger et nos propres actions et celles dont nous sommes l'objet. Ces jugemens devenus éminemment habituels forment partie de notre être moral, et nous poussent à agir avec la promptitude de l'instinct. Ainsi, à l'instant où nous commettons une injustice, une voix intérieure, cela veut dire un jugement intérieur, nous crie, cela veut dire nous avertit de notre propre injustice, et nous porte à nous arrêter, ou à ne la point commettre. Cette voix, ce jugement, ce sentiment, cet instinct, pourrait avoir son siège dans la huitième paire, du moins m'est-il arrivé d'éprouver bien distinctement que cette voix me parlait vers le creux de l'estomac. Conclusion que nous pensons par ailleurs que par le cerveau, et s'il nous était possible dans la conduite si admirable que suit la nature

pour traiter et guérir les maladies aiguës, de démêler nettement tous les procédés auxquels elle a re-
cours, nous serions convaincus que nous raisonnons
par toutes les parties de nous-mêmes[1].

4° Il y a volonté, toutes les fois qu'il y a impulsion à l'action. Il est impossible de comprendre
qu'il n'y ait pas volonté, s'il n'y a pas impulsion, et
cette impulsion est une véritable sensation intérieure; or ces impulsions sont liées comme effet à
tous les actes et à tous les états précédens, et,
comme cause, à la majeure partie des actes ultérieurs,
à ceux du moins que nous considérons comme étant
de notre domaine.

Les impulsions sont liées aux impressions du dedans et aux états qui en résultent, la faim, la soif, le
sommeil, la fatigue, ou généralement à ce qu'on
appelle besoin. Il est impossible de concevoir un
besoin sans y voir une impulsion, une volonté. Ici,
la volonté est instinctive, c'est-à-dire, qu'elle est
l'effet d'un sentiment intérieur.

Les impulsions sont liées également aux sensations extérieures. Celles-ci étant toujours accompagnées de douleur ou de plaisir, il en naît par cela
même des impulsions à agir ou des volontés, soit
pour les fuir, soit pour les éprouver. Telle est la
sensation du vin, qui fait des ivrognes; tels sont les

(1) Encore un mot sur le jugement : l'imagination est une faculté mixte
composée de la mémoire et du jugement.

plaisirs des femmes, qui font des libertins. Ici, les volontés, par cela seul qu'elles sont liées à des sensations, lesquelles sont les matériaux de l'intelligence, ces volontés, dis-je, commencent à devenir intellectuelles. Les impulsions ou les volontés, liées aux souvenirs, ou qui en naissent, sont encore plus intellectuelles. Les impulsions ou les volontés qui sont liées comme effets à des jugemens, sont très intellectuelles, parce qu'elles sortent toutes vives d'opérations intellectuelles.

Voilà donc la volonté étudiée dans ses sources ; étudions-la maintenant comme cause.

5° Puisqu'elle est impulsion à agir, elle nous porte donc à l'action : or, toutes les actions que nous pouvons produire se rangent en deux classes, les unes intellectuelles, les autres musculaires.

Quand la volonté nous porte à des actions intellectuelles, comme de reproduire des souvenirs ou des idées, comme de les rapprocher et de les juger, ainsi qu'il arrive à tout penseur qui est actuellement occupé de la solution d'un problème ou de la recherche d'une vérité, ainsi qu'il arrivait à Archimède, ainsi qu'il arrivait à Newton ; c'est alors que la volonté est associée comme cause à un travail de l'esprit : et comme, d'un autre côté, cette même volonté peut sortir d'opérations intellectuelles, pour en reproduire d'autres ; comme, dans ces deux cas, elle s'associe à des actes de l'esprit, c'est alors surtout qu'elle peut être aperçue par l'esprit, qu'elle peut être raisonnée, qu'elle peut être intellectuelle. Voilà les volontés proprement dites des philosophes, qui ne veulent de volontés que les volontés raisonnées, ou des volontés qui ont des motifs.

A présent, on peut avoir plusieurs volontés à la fois, les unes venant des impressions intérieures, et par conséquent, instinctives, les autres, des sensations extérieures, et par conséquent, déjà un peu raisonnées, les unes des souvenirs, les autres enfin des jugemens. Il peut se faire que toutes ces volontés-là ne soient point opposées entre elles ; mais il peut se faire aussi qu'il y ait opposition et, opposition directe : par exemple, entre une impulsion du dedans, ou volonté instinctive, et une volonté raisonnée ; témoin l'exemple d'un certain Maigret, qui, par une impulsion aveugle, voulait tuer sa femme, la tuer sans motif et la protéger ; témoin cette femme dont parle Félix Plater, qui voulait tuer son mari et le défendre contre elle-même. Ou bien c'est une volonté née d'une sensation, et une volonté née d'un jugement qui se font la guerre : témoin ce cardinal qui avait du plaisir à s'enivrer, et qui ne voulait plus s'enivrer [1] : voilà la double volonté de saint

(1) Ce prélat, pour se corriger d'un tel défaut, fit fondre chaque jour une goutte de cire qu'il laissa tomber et se fixer au fond de sa coupe. La cire bientôt occupa tout le vase, et le cardinal, insensiblement sevré, perdit son goût funeste.

Paul, l'homme double des philosophes, une loi qui est dans les membres, une loi qui est dans l'esprit.

> Video meliora , proboque
> Deteriora sequor.

Il peut y avoir à la fois une bonne et une mauvaise volonté ; tout l'art consiste à affaiblir la mauvaise et à fortifier la bonne. Cet art existe-t-il? oui, et c'est là le grand secret de l'éducation.

DE LA FOLIE.

De même qu'en fait d'organisations, il n'est point
de combinaison de force ou de faiblesse qui se res-
semble, de même aussi il n'est point de situation
ou s'arrête l'inconstance de l'homme.

Il semble, dit Démocrite, qu'indignés de cette
tache originelle, et poussés par une fureur implacable,
les hommes se jettent, les uns dans les batailles et
des calamités sans fin, les autres dans les séductions
et les adultères; ceux-ci dans les opprobres de l'i-
vresse, ceux-là dans les larcins ou la prodigalité...
Quel spectacle !... ici, des coups et des tortures;
là, des préparations empoisonnées; plus loin des em-
bûches ou des condamnations à mort; ailleurs des
cris de joie ou des cris de douleur. Ceux-ci se portent accusateurs de leurs amis, ceux-là ont perdu
l'esprit par excès d'ambition ; d'autres, plus profonds
dans leurs desseins, en cachent le secret dans les
replis de leur ame. Que de contraires !

Cette espèce de folie n'est pas celle dont je veux
entretenir mes lecteurs, bien qu'à la rigueur ce soit
une manie raisonnante. Je me bornerai donc à ne
considérer la folie que comme maladie. Toutefois,

par ce qui précède, on a déjà pu se convaincre que la folie peut bien n'être souvent qu'un état de l'organisme plus ou moins irrégulier, mais point maladif. Je poursuis, ou plutôt, j'entre en matière.

Les sentimens et les idées, quand les uns et les autres sont bien réglés, constituent la santé morale et la santé intellectuelle; mais aussi, les altérations dans les sentimens, les altérations dans les idées, et la double altération dans les sentimens et dans les idées, constituent les maladies morales et les maladies intellectuelles, ou, en termes plus généraux, l'aliénation.

Tout l'homme consistant dans la faculté de sentir et de se mouvoir, la faculté de sentir comprenant tout ce qu'il y a de moral et d'intellectuel, les altérations dans les sentimens et les idées constituant des aliénations, puisque, de ce côté-là, l'homme devient étranger à lui-même, ne serait-on pas autorisé à admettre dans la faculté de se mouvoir des altérations qui constitueraient un genre particulier d'aliénation, puisque l'homme, dans ce cas, ne s'appartient plus de ce côté-là. Les exemples sont nombreux; plus tard j'y reviendrai.

Les altérations dans les sentimens constituent les manies que l'on peut appeler affectives : telles sont les tristesses, les joies, les fureurs indépendantes de toute combinaison intellectuelle, de toute liaison d'idées, non-seulement indépendantes, mais contraires.

Les altérations dans les idées en intéressent le nombre, la cohérence et la qualité.

1° Faux jugemens, associations vicieuses, faux liens d'idées : monomanies.

2° Fausses sensations intérieures, de l'oreille, des yeux, du toucher, avec jugement qu'elles sont fausses, ou avec jugement qu'elles sont réelles : hallucinations.

3° Incohérence entre les propositions et les idées : démence.

4° Absence d'idées : idiotisme.

Toutes ces altérations peuvent exister indépendamment l'une de l'autre, s'associer deux à deux, trois à trois. Idiotisme sans fureur ou avec fureur, démence sans fureur ou avec fureur, et ainsi de suite.

Or, la folie ou aliénation, est l'idée générale qui embrasse toutes ces modifications, c'est, à proprement parler, l'état dans lequel l'homme est comme étranger à lui-même, *alienus a se*, soit d'une façon, soit d'une autre.

Dans les monomanies, une même erreur de jugement en entraîne beaucoup d'autres. Par exemple : une femme se croit Jeanne d'Arc ; il est visible que ce faux jugement en emporte d'autres après soi : 1° sur les temps ; 2° sur les lieux ; 3° sur la profession ; 4° sur tous les souvenirs antécédens ; conséquemment, cette prétendue Jeanne n'est pas née à Domremy, en treize cents et tant, n'a jamais été fille d'auberge, n'a jamais combattu, n'a jamais connu Charles VII, ainsi de suite. Car de quels traits d'extravagances et de génie n'est pas susceptible la délicate et mobile organisation de la femme !

Peut-être est-ce cette multitude de faux jugemens qu'un seul entraîne à sa suite qui constitue l'aliénation : car une seule erreur, telle qu'on en voit dans le monde à chaque moment: par exemple, celle de Sthal sur le phlogistique; une erreur, dis-je, de cette nature, ne constituerait pas une folie, mais serait encore une idée de génie, en ce qu'elle aurait pour cortège une foule de vérités apparentes. Les erreurs qui sont en quelque sorte apparentes, et, pour ainsi dire, semées sur toute la vie humaine, ces erreurs communes n'ôtent presque rien à la raison de ceux qui les adoptent.

En revenant à ces faux jugemens qui en entraînent une infinité d'autres, et qui sont le caractère essentiel de ce qu'on appelle monomanies, il est aisé de voir qu'il n'est pas possible d'assigner un terme, soit au nombre, soit au degré de ces faux jugemens. Telle femme se croit abbé, telle autre, reine d'Espagne, telle autre, Jésus-Christ. Ce qu'il y a de difficile à comprendre dans tout cela, c'est ou la cause, ou l'occasion d'où naissent d'aussi étranges croyances. Pourquoi tel homme se croit-il de verre? tel autre, de beurre, tel autre, grain de millet, tel autre, lapin, tel autre, truite? Nous voici dans un abîme.

Serait-il raisonnable de donner quelque poids à ce qu'on a répété si souvent sur les transmissions héréditaires et sur l'influence qu'aurait l'imagination d'une mère sur l'enfant qu'elle façonne? Cela même, en le supposant aussi démontré qu'il l'est peu, cela serait-il accessible à notre intelligence?

Il existe des relations entre des impressions physiques matérielles purement locales, et la production de certaines idées, de certains jugemens singuliers, faux, extravagans. Par exemple, une femme porte au bras un ulcère cancéreux; on applique sur l'ulcère une feuille de belladone : à l'instant la malade croit apercevoir des milliers de rats sortir de la muraille du plancher voisin, et s'élancer sur son lit pour la dévorer. On enléve la feuille de balladone, et sur-le-champ l'illusion s'évanouit.

Ici l'hallucination a peu de durée, parce que le contact qui l'a produite en a peu lui-même; l'erreur est donc fugitive, et facilement reconnue.

Mais supposez dans l'intérieur de notre économie, sur une des surfaces sensibles de nos organes profonds, dans l'estomac, dans les intestins, dans la vessie, et même dans le canal cholédoque, dans le canal excréteur du pancréas, dans le rein, dans les uretères et dans toutes leurs divisions originelles, supposez, dis-je, un point ulcéré; supposez sur ce point l'application d'un aliment, d'un résidu de digestion, d'un calcul biliaire, d'un peu de bile altérée, d'une urine stimulante, d'un atome d'acide urique, d'un ver, etc., etc., il n'y a pas de raison pour que l'impression produite par ces attouchemens ne suscite dans l'organe cérébral, ou dans l'être pensant, un sentiment, une image, un jugement, une croyance insolite, bizarre, extraordinaire ; mais, cette fois, ces phénomènes intellectuels pouvant être permanens, il en résultera une véritable aliénation.

Si l'on veut un exemple de ces productions d'images par une impression intérieure, je puis citer la théorie que propose Bacon pour expliquer les phénomènes du cauchemar. L'estomac étant rempli d'alimens, et par l'effet de la situation horizontale où on se met dans le sommeil, cet organe dilaté refoulant le diaphragme et comprimant les poumons, il en résulte pour l'homme qui dort un sentiment de suffocation fort incommode : ce sentiment suscite dans le cerveau l'image d'un objet extérieur : d'une poutre, d'un gros animal, qui, posé sur la poitrine, presse de son poids et cause l'étouffement.

On comprend de la même manière comment les vésicules séminales étant distendues par une grande quantité de semence, ou, ce qui revient au même, la vessie remplie d'urine comprimant les vésicules séminales, il en résulte une excitation qui se transmet au cerveau, et y réveille des images lascives ; ainsi de suite.

Ces deux exemples suffiraient pour fonder la théorie des délires dans les maladies aiguës, maladies où les impressions intérieures sont si vives et si diverses qu'elles suscitent à la fois dans le cerveau des milliers d'images plus ou moins distinctes, plus ou moins confuses, plus ou moins cohérentes, ou le contraire.

La seule réflexion qu'il soit nécessaire d'ajouter ici, c'est que tantôt, entre l'image suscitée et l'impression intérieure qui l'a provoquée, il existe une certaine analogie, et que tantôt l'analogie manque absolument. Ainsi tel homme, brûlé par une inflammation intérieure, voit du feu, des flammes, des incendies; un hydropique, surchargé d'eau, rêve qu'il se noie; il se débat pour échapper aù danger : un malade, qui a le mésentère cancéreux, et qui éprouve là des douleurs lancinantes, rêve qu'il est gros de chats, et bien qu'éveillé, n'en est, pour ainsi dire, que plus ferme.

Dans ces trois cas, l'esprit saisit une certaine affinité, une certaine connexion entre l'impression du dedans et l'image qu'elle peint dans le cerveau. Mais il arrive très souvent qu'entre cette cause et cet effet, entre cette impression et cette image, il n'existe aucun lien, aucun rapport qui en puisse expliquer la transition. Tel est le cas de cette femme à qui le toucher de la belladone faisait voir des légions de rats. Un couvent tout entier de moines fut un jour empoisonné par de la jusquiame qu'un jeune marmiton avait mêlé aux herbes potagères dont on avait fait la soupe. Tous les religieux eurent des il-

lusions, et chacun d'eux eut la sienne ; l'un, de l'o-
reille, l'autre, de la vue, et cette diversité dans les
effets prouve bien ce que j'avançais tout à l'heure,
savoir : que la cause étant unique, on ne voit pas
pourquoi les effets manquent d'unité. Pourquoi tel
de ces religieux voyait-il de petits soldats armés,
contre lesquels il combattait ? Pourquoi tel autre en-
tendait-il un concert auquel il mêlait ses cris ? Pourquoi tous deux n'étaient-ils pas affectés de la même
manière ? C'est ce qu'on ne sait pas, c'est ce qu'on ne
saura jamais. Cela prouve seulement quelle est la
prodigieuse diversité de nos organisations.

Ce que je viens de dire sur la production de certaines images prises de quelque objet extérieur, à
l'occasion de certaines impressions internes, doit
s'entendre de certains sentimens, et cela, par des
causes également intérieures. Un embarras dans la
circulation, une gêne dans le système hépatique,
la légère irritation que produit la présence des
vers, etc., etc., peuvent transmettre au principe
sentant le sentiment d'une difficulté à vivre, un
certain sentiment de fatigue intérieure, dont on ne
saurait démêler la cause, mais qui pousse à agir dans
tel ou tel sens contre soi, ou contre ses semblables, et
parmi ces impulsions, se rangent malheureusement
le penchant au suicide, le penchant au meurtre.

Ces impulsions vers le crime qui sont liées comme
effet à un sentiment pénible, sentiment qui résulte
uniquement des impressions intérieures, ces mêmes

impulsions pourront être liées à un sentiment analogue, mais formé par des impressions extérieures.

Une jeune fille perd une protectrice qui lui tenait
lieu de mère : cette perte fut très douloureuse. Pres-
qu'en même temps, elle perd l'homme qui devait
l'épouser, et qui, en l'abandonnant, l'accable d'outra-
ges. Nouvelle source d'un nouveau sentiment non
moins douloureux, mais spécialement caractérisé par
une sorte d'irritation qui porte à la vengeance. Ce désir
de vengeance, au lieu d'avoir un objet déterminé,
devint vague, et inspirait à cette jeune fille l'envie de
commettre un meurtre. Cette malheureuse jugeait
parfaitement bien son état, et sentait qu'en cédant à
cette impulsion elle faisait une chose souverainement
répréhensible, et qu'étant coupable, elle serait punie.
Or, de ces derniers jugemens naissait une volonté
opposée à la première, et c'est la lutte de ces deux
volontés opposées qui l'a jetée dans des anxiétés
intolérables.

En recevant une injure de quelqu'un, et même à
la suite d'un choc contre un corps inanimé, on
éprouve quelquefois deux sensations qui, pour être
très familières et communes à tous les hommes, n'en
sont pas moins étranges. La première est un besoin
de frapper, la seconde, un contentement très grand
après avoir frappé ; contentement analogue à celui
d'un besoin satisfait. Il y a plus, on sent dans les ar-
tères du bras ou dans les nerfs, une sorte d'afflux
d'un fluide. La contrainte qu'on s'impose en ne frap-

pant point, semble le retenir et est très pénible.
Y aurait-il des états nerveux marqués par l'accumu-
lation locale d'un liquide qui veut sortir, et qu'on ne
peut retenir sans une sorte de souffrance.

Un fou m'appela un jour f..... bête ; puis il se mit
à rire et à me caresser, en me disant que ça l'avait
soulagé. L'homme que la douleur tourmente, et qui
se contraint pour ne pas crier, périt quelquefois de
cette contrainte sous le couteau du chirurgien.
Qu'est-ce que cela ?

La douleur, le plaisir, la colère développent-elles
subitement une grande quantité de fluide nerveux ?
En résulte-t-il une pléthore de ce fluide ? Cette pléthore est-elle universelle et d'universelle devient-elle
locale ? Tandis que la tristesse, la crainte, la terreur
semblent épuiser tout à coup ce même fluide et pré-
cipiter l'être sensible dans une grande faiblesse ?

Il n'y a pas un seul sentiment dans nous-mêmes
qui n'ait son contraire. L'amour, la haine, la joie, la
tristesse, la confiance, l'abattement, l'ésperance, le
désespoir, etc.

Il n'y a pas une seule idée en nous-mêmes qui
n'ait sa contraire. Montagne, vallée, mollesse, du-
reté, etc.

Quoique contraires, ces sentimens et ces idées
s'appartiennent par des rapports intimes, si intimes,
que telle idée n'existerait pas sans l'idée contraire,
et que peut-être tel sentiment n'existerait pas sans
le sentiment contraire. C'est à raison de ces intimes

rapports, qu'à l'occasion d'un trouble quelconque, nous passons brusquement d'un contraire à l'autre.

Une femme a ses règles, ou devient grosse. Sur-le-champ elle hait ce qu'elle aimait, elle aime ce qu'elle haïssait; voilà pour les affections. De même, un musicien prend en aversion la musique, un poète la poésie, ainsi de suite. La fille Cornier, qui passait pour aimer les enfans, et qui peut-être les aimait réellement, étant dans l'effort que produisent les règles, a pu passer brusquement à une affection toute contraire.

Il semblerait que l'esprit, vivement agité par le trouble, se méprend sur le choix de ses propres états ou de ses propres actes, de même qu'un pianiste se méprend en touchant une fausse note. Les extrêmes se touchent. Les inconséquences humaines ont en partie leur source dans ces variations-là, variations qui, loin d'admettre aucune règle, sont au contraire l'exclusion de toute règle. Un avare devient prodigue, un prodigue devient avare; et quand ces variations se font brusquement à un certain âge, elles sont d'un très mauvais augure.

Il ne faut jamais oublier qu'entre les idées et les idées, les sentimens et les sentimens, et enfin entre les sentimens et les idées, et l'inverse, il y a des liaisons telles, qu'une idée en rappelle une suite d'autres, qu'un sentiment en rappelle une suite d'autres, et qu'enfin un sentiment rappelle une suite d'idées, et l'inverse. Ces reproductions se font quelquefois avec une extrême violence, au point que des actions irréfléchies en sont la suite. Voir un sabre, penser à l'usage qu'on en fait, aux plaies, au sang, à la douleur. Toutes ces images, tous ces sentimens peuvent agir avec une telle violence, une telle rapidité, que l'homme qui les éprouve en lui-même est porté à s'emparer du sabre et à en frapper, ou les autres, ou lui-même.

Un jeune homme rencontra un soldat armé de son sabre, éprouva tout d'un coup et pour la première fois de sa vie, le désir le plus vif de saisir cette arme pour en percer et le soldat et lui-même; cette vive impulsion, Lacroix la voyait, la jugeait, la condamnait, et savait enfin y résister; mais cette résistance était pour lui un supplice intolérable, et c'est pour se guérir de cette espèce de lutte qu'il vint se faire traiter à Bicêtre.

Il serait possible qu'à l'aspect d'un couteau et d'un sujet sur qui elle pouvait s'en servir, la fille Cornier ait été emportée par une impulsion toute semblable à l'horrible action qu'elle a commise. Quelle différence entre ce jeune homme et la fille Cornier? L'un voyait l'action et y a résisté; l'autre n'a pas jugé son action, et elle a succombé.

Et si à cela s'associe l'aigreur d'une mauvaise situation, le mécontentement de soi-même, qui indispose si fort contre les autres et remplit le cœur de pointes de vengeances, à quelle extrémité ne porte pas ce mélange empoisonné? Ce qui est affreux, c'est que,

le sang versé, le criminel se sent soulagé, il respire,
son cœur se dilate, il se délecte : remords? Pourquoi?
il dit comme Oreste :

$$T'αν δομοῖσι μὲν\\ καλῶς;$$

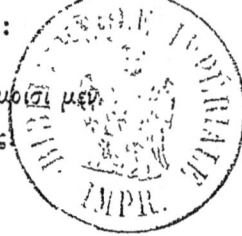

www.ingramcontent.com/pod-product-compliance
Lightning Source LLC
Chambersburg PA
CBHW071329200326
41520CB00013B/2918